DU

REIN MOBILE

PAR

LE Dr F.-P. GUIARD

Ancien interne en médecine et en chirurgie
Lauréat des hôpitaux (Prix Civiale, 1882)
Membre de la Société clinique.

PARIS

LIBRAIRIE J.-B. BAILLIÈRE ET FILS

Rue Hautefeuille, 19, près le boulevard Saint-Germain.

1883

DU
REIN MOBILE

PAR

LE Dr F.-P. GUIARD

Ancien interne en médecine et en chirurg
Lauréat des hôpitaux (Prix Civiale, 1882
Membre de la Société clinique.

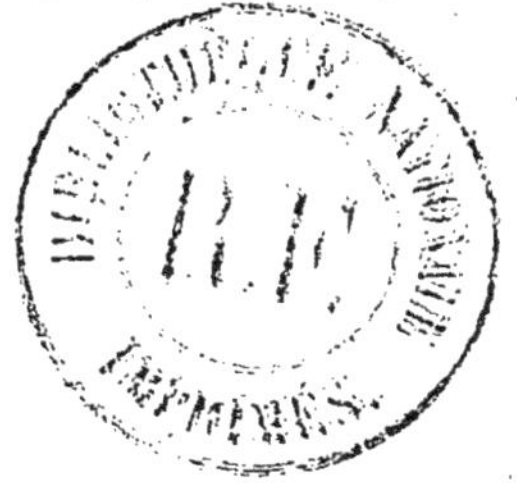

* * *

PARIS

LIBRAIRIE J.-B. BAILLIÈRE et FILS

Rue Hautefeuille, 19, près le boulevard Saint-Germain.

—

1883

DU REIN MOBILE

La connaissance de l'affection décrite sous le nom de Reins mobiles ou flottants ne date guère que d'une quarantaine d'années. Avant Rayer (1841), c'est à peine si on rencontrait dans les anciens auteurs, Mesué, Riolan, Vaidy..., quelques remarques anatomiques sur les « dislocations » des reins, remarques d'ailleurs fort incomplètes et souvent inexactes. Rayer le premier, dans son *Traité des maladies des reins*, eut le mérite de donner de la maladie une bonne description clinique. Mais cette première étude offrait nécessairement des lacunes importantes. Toutefois l'impulsion était donnée et, les observations se multipliant, on vit successivement paraître un certain nombre de mémoires originaux et de thèses, parmi lesquels nous citerons surtout l'excellent travail de Fritz, le mémoire de Becquet, les leçons de Trousseau, de Gueneau de Mussy, de Lancereaux, les thèses de Martineau (1868), Défontaine (1874), Grout (1874), Le Ray (1876), Pitois (1879), Rigal (1881), Buret (1883), enfin les excellents articles du *Dictionnaire encyclopedique* (Lancereaux) et du *Dictionnaire de médecine et de chirurgie pratiques* (Labadie-Lagrave). Ces différents travaux étaient suscités surtout par les difficultés souvent très grandes du diagnostic et par les erreurs fréquentes que ne savaient pas toujours éviter les praticiens même les plus distingués. Par leur ensemble, et si l'on y ajoute quelques mémoires et observations publiés à l'étranger, ils permettent de présenter une description fidèle et assez complète de la maladie et de donner au diagnostic autant de certitude que peut en comporter un sujet aussi difficile.

Mais dans ces dernières années, la chirurgie, entrée dans une ère de conquêtes imprévues naguère, s'est emparée de cette question comme de tant d'autres qui jusqu'alors étaient reléguées dans le domaine médical. En Italie et en Allemagne surtout, diverses opérations sanglantes ont été tentées pour remédier à cette affection. Des succès et des revers ont répondu à ces essais.

Cette nouvelle phase de l'histoire des reins flottants est assez importante pour qu'on doive aujourd'hui ajouter un chapitre de plus à son étude, un chapitre entièrement chirurgical. Or, toute opération suppose la connaissance approfondie des indications et des contre-indications, car il ne s'agit pas seulement de décider s'il y a lieu d'intervenir, il faut en outre fixer le mode d'intervention. Nous aurons donc à poursuivre aussi loin et aussi complètement que possible l'étude du diagnostic. Nous ne nous contenterons pas, comme on l'a fait jusqu'à ce jour, de reconnaître que le rein est déplacé, nous nous efforcerons en outre de savoir quelles sont les conditions anatomo-pathologiques nouvelles dans lesquelles se trouve cet organe. Est-il dégénéré au point d'être plus nuisible qu'utile? La néphrectomie sera rationnelle. Est-il à peu près normal et seulement plus ou moins congestionné? Il suffira de pratiquer une opération capable de fixer en place l'organe flottant. Pour arriver à la solution de ces questions si importantes, nous ne devons négliger aucune des ressources que peuvent mettre à notre disposition l'étiologie et la symptomatologie.

Nous croyons devoir éliminer de cette étude les ectopies rénales sans mobilité, notamment les ectopies congénitales. C'est en effet la mobilité qui est le principal caractère de l'affection qui nous occupe, c'est elle qui est le véritable point de départ des souffrances qui conduisent certains malades à réclamer l'intervention chirurgicale.

ÉTIOLOGIE.

L'étiologie mérite d'attirer spécialement notre attention. Elle nous semble de nature à jeter une grande lumière sur certaines particularités du diagnostic, et c'est à ce titre que nous rappellerons ici les principales notions acquises.

La *fréquence* de l'affection semble beaucoup plus grande qu'on ne serait tenté de le croire d'après le petit nombre des observations publiées. Cela tient sans doute à ce qu'elle passe souvent inaperçue, soit parce qu'elle ne donne lieu quelquefois à aucun symptôme appréciable, soit surtout parce qu'elle est souvent méconnue par erreur de diagnostic. D'après Oppolzer, Rollett, Bassini, elle se rencontrerait une fois sur 250 sujets.

La luxation du rein est rarement double, et dans ce cas elle est plus accusée à droite. En général un seul rein, le *droit*, presque toujours, est déplacé. Sur 43 observations, 31 sont relatives au rein droit, 5 au rein gauche; dans les 7 autres, les deux reins étaient déplacés, mais *le droit plus que le gauche* (Lancereaux). Sur un relevé de 91 cas, Ebstein compte 65 observations pour le rein droit, 14 pour le gauche, et 12 pour les deux reins à la fois. En réunissant ces deux statistiques, on ne trouve le rein gauche déplacé que 19 fois sur 134, c'est-à-dire 14,18 sur 100.

L'ectopie rénale est beaucoup plus fréquente chez *la femme* que chez l'homme D'après les recherches de Rosenstein et d'Ebstein, portant sur un total de 155 cas, cette fréquence serait dans le rapport de 100 à 18. Enfin, si on peut la rencontrer à tous les âges, c'est surtout *de 18 à 45 ans*, c'est-à-dire pendant la période la plus active de la vie sexuelle qu'elle s'observe avec une prédominance très marquée.

L'étude des causes proprement dites pourra peut-être nous donner une explication satisfaisante des chiffres précédents.

Ces causes sont prédisposantes et déterminantes.

Causes prédisposantes.

Elles nous offrent à considérer les conditions anatomiques, physiologiques et pathologiques qui peuvent agir sur le déplacement du rein.

I. *Conditions anatomiques.* — Normalement, on le sait, le rein est fixé dans le lieu qu'il occupe par des *liens assez faibles.* Ce ne sont plus, comme pour le foie, l'estomac ou la rate, des ligaments suspenseurs plus ou moins résistants et presque inextensibles. On voit simplement le péritoine passer au devant de l'organe, et, dans l'immense majorité des cas, il ne lui forme aucun simulacre d'enveloppe. La disposition anatomique rencontrée par Girard, par Simpson et par Keetley (*Transactions pathologiques*, 1876, p. 467 et suiv.), dans laquelle le rein possède une sorte de mésentère analogue à celui du côlon descendant est en effet très exceptionnelle. Mais, dans l'un comme dans l'autre cas, la disposition du péritoine est très favorable aux déplacements du rein.

On a prétendu que la mobilité de cet organe était presque toujours *congénitale* (Oppolzer), en se basant sur l'élongation des vaisseaux. Mais cette élongation est bien plutôt une preuve en faveur de l'opinion contraire. En effet, s'il est quelquefois difficile, dit Cruveilhier, de distinguer sur le vivant les déplacements accidentels des déplacements congénitaux, il ne l'est nullement sur le cadavre; car dans tout déplacement congénital il y a modification dans l'origine des vaisseaux artériels, et le rein congénitalement déplacé reçoit constamment un vaisseau de l'artère qui l'avoisine. D'ailleurs, l'ectopie congénitale ne s'accompagne en général d'aucune mobilité.

Le péritoine n'est pas en contact direct avec le rein. Celui-ci possède une *enveloppe propre cellulo-graisseuse* qui le dissimule complètement et dans laquelle on distingue deux éléments : une couche cellulo-fibreuse et des pelotons adipeux. La *couche fibreuse, fascia propria*, se dédouble au niveau du rein pour envoyer un feuillet en avant et un autre en arrière. Unis en haut et en dehors, où ils constituent une limite assez nette et assez résistante, ils séparent le rein de la capsule surrénale ; en bas et en dedans, ils se prolongent jusqu'au détroit supérieur, mais ils s'amincissent de plus en plus, au point de laisser la *loge rénale tout à fait incomplète*. Par sa face externe, cette capsule est assez bien fixée par du tissu cellulaire aux parties voisines. Par sa face interne, elle envoie des prolongements filamenteux qui vont s'insérer sur la capsule propre du rein.

Quant à l'*élément graisseux* qui fait généralement partie de cette enveloppe et qui la complète, il existe en proportion très variable, insignifiante chez l'enfant, parfois assez considérable chez l'adulte pour distendre la capsule fibreuse. Cette particularité offre un intérêt de premier ordre, car un *amaigrissement rapide*, quelle qu'en soit la cause, en faisant disparaître cette couche adipeuse, laissera le rein isolé dans une enveloppe fibreuse trop grande et ouverte en bas et en dedans, précisément dans le point où les mouvements et l'action de la pesanteur tendront à le faire glisser.

La disposition spéciale de l'enveloppe fibreuse, les variations d'abondance de la couche adipeuse constituent donc des circonstances fort importantes au point de vue étiologique. Elles rendent compte du déplacement facile des deux reins, mais elles n'expliquent pas pourquoi le droit est plus souvent mobile que le gauche. On a bien invoqué sa situation plus profonde et la plus grande longueur de son artère, mais nous ne comprenons pas comment pourraient agir ces dispositions. Elles n'expliquent pas davantage pourquoi cette affection est beaucoup plus fréquente chez la femme que chez l'homme.

II. *Conditions physiologiques*. — Certaines particularités physiologiques sont également de nature à influer sur la mobilisation des reins, mais ici nous allons voir le rein droit soumis beaucoup plus nettement que le gauche à cette influence. Examinons d'abord comment agit *la Respiration*. Le diaphragme, à chaque inspiration, s'abaisse entraînant le foie dans son mouvement. Or le rein droit, situé immédiatement au-dessous du foie, en contact direct avec sa face inférieure sur laquelle il se creuse même une petite dépression, doit nécessairement subir chacun de ces mouvements avec d'autant plus d'énergie que la respiration est plus active. Le rein gauche, au contraire, au-dessus duquel se trouvent des organes mous, dépressibles, en rapport moins immédiat avec lui, échappe à ces mouvements de va et vient. Il y a là une circonstance capable d'expliquer la fréquence beaucoup plus grande des déplacements du rein droit chez l'homme aussi bien que chez la femme.

Mais sur cette dernière interviennent des causes beaucoup plus importantes encore, notamment *l'usage des corsets trop serrés*. Le professeur Cruveilhier le premier a signalé cette influence : « J'ai rencontré plusieurs fois, dit-il, chez les fem-
« mes qui usent de corsets fortement serrés, le rein droit tantôt
« dans la fosse iliaque du même côté, tantôt au devant de la
« symphyse sacro-iliaque, quelquefois même au devant de la
colonne vertébrale, au niveau du bord adhérent au mésen-
« tère, dans l'épaisseur duquel il était placé. Le rein, ainsi
« déplacé accidentellement, jouit d'une certaine mobilité. Ce
« déplacement du rein arrive lorsque, par la pression exercée
« par le corset sur le foie, le rein droit est chassé de l'espèce de
« loge qu'il occupait à la face inférieure de cet organe, à peu
« près comme un noyau entre les doigts qui le pressent. Si le
« rein gauche n'est pas aussi souvent déplacé que le droit, cela
« tient à ce que l'hypochondre gauche, occupé par la rate et
« par la grosse tubérosité de l'estomac, supporte bien plus im-
« punément la pression du corset que l'hypochondre droit »

Fritz partage l'opinion de Cruveilhier, sans affirmer toute-fois que cette cause soit suffisante dans tous les cas pour déter-miner l'ectopie rénale. Il admet son influence non seulement sur le déplacement du rein, mais encore sur la mobilité. En effet, pendant la nuit, lorsque l'expansion des hypochondres succède à la constriction qu'ils éprouvent pendant le jour, le rein déplacé tend à reprendre sa situation normale, au moins dans les premiers temps. De là des mouvements alternatifs quotidiens d'aller et de retour éminemment favorables à la *mobilisation de l'organe déplacé* (Fritz).

Quelques auteurs, avec Bartels, de Kiel, et Labadie-Lagrave, ont mis en doute l'influence du corset sur le déplacement du rein. Ils font remarquer que les femmes du monde qui en poussent l'abus jusqu'à ses plus extrêmes limites ne sont pas celles qui payent le plus large tribut à cette affection. Les femmes du peuple au contraire qui usent peu ou point du corset y sont très sujettes. Mais ces dernières ont l'habitude de maintenir leurs jupons à l'aide de liens qui exercent une *constriction souvent très prononcée à la base du thorax.* On peut quelquefois, à l'autopsie, trouver sur les viscères un sillon qui en est la trace irrécusable. Or, cette constriction circulaire s'exerce en arrière entre la deuxième et la troisième vertèbre dorsale et en avant à 2 centimètres au-dessous de l'ombilic sur les sujets non obèses. Elle ne saurait donc atteindre le rein gauche qui occupe un niveau plus élevé; mais elle porte sur la partie moyenne du rein droit, comme il est facile de le vérifier sur le cadavre. Le médecin de Kiel n'hésite pas à attribuer à cette circonstance un rôle plus actif qu'à l'abus du corset dont la compression s'exerce sur une surface beaucoup plus étendue. On peut citer à l'appui de son opinion un certain nombre de faits très probants, parmi lesquels l'observation du garde national de Peter, rapportée dans les cliniques de Trousseau. Cet homme, on le sait, avait éprouvé les premiers symptômes de son affection après avoir porté pendant une après-midi un pantalon d'uniforme trop étroit surtout de la ceinture Mais cela n'autorise pas cependant à nier l'influence du corset dont l'action sur le rein droit, par l'intermédiaire du foie, nous paraît absolument incontestable.

Une autre circonstance physiologique des plus actives consiste dans le *mouvement congestif dont le rein devient le siège à chaque époque menstruelle.* Invoquée d'abord par Becquet, dont le mémoire est exclusivement consacré à démontrer son influence, cette fluxion rénale est admise également par Lancereaux et Trousseau. « Au moment où s'effectue la fluxion cata-

« méniale, dit Becquet, les reins s'associent à cette congestion
« des organes génitaux et se tuméfient. Ce fait moins rare sans
« doute qu'on ne le suppose, peut-être physiologique, ne donne-
« t il pas l'explication des douleurs de reins si souvent ressen-
« ties au moment des époques surtout par les femmes qui sont
« mal réglées ? Ainsi tuméfié et rendu plus pesant, le rein, par-
« ticulièrement le rein droit, fait effort contre les faibles ob-
« stacles qui le retiennent et tend à sortir de sa place. Bientôt
« la congestion se dissipe et l'organe revient à sa position pre-
« mière ; une congestion nouvelle le chasse plus loin, une nou-
« velle plus loin encore : le rein, devenu plus lourd chaque fois
« par suite d'une résolution d'autant plus incomplète qu'il est
« descendu lui-même dans une position plus déclive, se main-
« tient plus loin de son point de départ. C'est ainsi que lente-
« ment, mais non pas sans souffrances, le rein apparaît libre et
« flottant dans l'abdomen. »

A l'appui de cette opinion, Becquet rapporte quelques faits
assez probants. Tantôt les accidents coïncident avec la période
menstruelle, tantôt ils éclatent à l'occasion d'une suppression
de règles, souvent enfin ils cessent rapidement lorsque le
cours régulier du sang se rétablit.

L'âge auquel on observe le rein flottant est un argument de
plus en faveur de cette hypothèse. C'est surtout, on se le rap-
pelle, pendant la période d'activité des fonctions génitales et
reproductrices qu'on le rencontre, et nous verrons plus loin
qu'il disparaît souvent après la ménopause.

Néanmoins Labadie-Lagrave admet avec Gueneau de Mussy
que la fluxion cataméniale n'intervient pas toujours comme
condition pathogénique dans le déplacement du rein flottant,
mais comme simple épiphénomène. Lorsque l'influence des
règles est évidente, il se demande si elle ne s'exerce pas sur les
reins par l'intermédiaire des adhérences antérieures qui pourraient les rattacher aux organes génitaux sains ou malades. La
turgescence de ces organes lui semble de nature à faire éprou-
ver aux reins des tiraillements douloureux et même un véritable déplacement. Ce mécanisme, nous l'avouons, nous paraît

difficile à comprendre. La turgescence des organes génitaux en augmentant leur volume, loin de tendre ces fausses membranes, devrait les relâcher. Du reste, même réel, le tiraillement invoqué par Labadie-Lagrave serait certainement trop peu marqué pour jouer un rôle important dans la pathogénie de l'ectopie rénale. Enfin, les adhérences qui peuvent établir une connexion entre les reins et les ligaments larges sont loin d'être fréquentes. Lorsqu'on les rencontre, elles peuvent, il est vrai, dater de la fin d'une grossesse ; alors elles pourraient directement agir sur le déplacement du rein lorsque l'utérus tend à reprendre son volume et son siège habituels. Mais cette circonstance est tout à fait exceptionnelle, de telle sorte que les adhérences entre les reins et les ligaments larges sont presque toujours l'indice d'une complication, d'une conséquence de la mobilité rénale, au lieu d'en avoir été la cause.

La congestion menstruelle simple de Becquet ne paraît pas suffisante à Lancereaux pour expliquer la luxation rénale. Il a souvent constaté la coïncidence de *lésions matérielles des organes génitaux* (ovaires, ligaments larges, utérus) auxquels il fait jouer un rôle très important. Il pense que ces lésions ont été le point de départ d'un trouble de l'innervation rénale ayant peu à peu contribué au déplacement de l'organe. Il admet ainsi une cause purement nerveuse.

Pour notre part, nous penserions plus volontiers que l'action nerveuse intervient en provoquant par voie réflexe la congestion du rein, et cette dernière elle-même, qu'elle accompagne les règles ou qu'elle soit consécutive à des lésions des organes génitaux, représenterait simplement une cause prédisposante. Pour amener le déplacement, il faudrait le concours simultané de plusieurs circonstances dont les unes (dispositions anatomiques, congestion) tendent à déplacer les deux reins, tandis que les autres (respiration, corset, constriction circulaire) agissent surtout sur le rein droit.

On a prétendu que la *grossesse* était une des causes importantes de la mobilité du rein en diminuant la pression contentive des parois abdominales. Mais on a beaucoup exagéré son

influence. Avec Fritz nous pensons que les phénomènes consé-
cutifs à l'accouchement, les péritonites locales surtout, sont
bien plus capables que la grossesse elle-même d'exercer une
influence. D'ailleurs cette circonstance n'est pas notée assez
fréquemment dans les observations pour acquérir une valeur
de premier ordre.

Enfin, les *professions* ne semblent pas avoir une action bien
remarquable. Cependant celles qui nécessitent une station prolongée et des mouvements plus ou moins brusques prédispo-
sent certainement plus que les professions sédentaires à l'ectopie rénale.

En somme, ce qui caractérise les influences physiologiques,
c'est qu'elles n'agissent pas seulement sur le déplacement
comme les prédispositions anatomiques, mais encore sur la
mobilité. Liées à la respiration, à l'usage du corset, à la constriction des jupons, à la fluxion cataméniale, elles s'exercent
avec des intermittences plus ou moins régulières et permettent
au rein de revenir à sa place aussitôt qu'elles ont cessé d'agir.
Leur répétition finit ainsi par entraîner *la mobilité* après *le déplacement*.

Elles expliquent en outre la prédominance de l'affection chez
la femme (corset, menstruation) et la fréquence de l'ectopie à
droite (respiration, corset, jupons).

III. *Conditions pathologiques.* — Enfin une troisième catégorie de causes prédisposantes se trouve réalisée par des altérations pathologiques, les unes portant sur les organes voisins,
les autres, sur le rein lui-même.

Celles *des organes voisins* sont surtout les affections du *foie*
qui s'accompagnent d'une augmentation de volume totale
(hypertrophie) ou partielle (diverses espèces de tumeurs). Fritz
n'admet guère cette influence, Rayer n'en cite qu'une observation et Lancereaux déclare également que la mobilité des reins
est exceptionnelle dans le cas d'altération du foie. Cela se comprend d'ailleurs assez bien, car il ne suffit pas d'un refoulement

permanent pour entraîner la mobilité du rein, il faut des alternatives de refoulement et de retour en place.

Rayer a signalé la coïncidence du *déplacement de l'intestin ou de l'utérus* que certains auteurs ont considéré comme une cause d'ectopie rénale. Mais Fritz, de même que Rayer, se refuse à admettre cette influence.

Quant à la *flexuosité des vaisseaux du rein*, il n'est conforme ni aux vues théoriques ni à l'observation des faits de lui reconnaître une action quelconque.

Mais les *altérations du rein lui-même* semblent appelées à jouer un rôle beaucoup plus efficace. On conçoit en effet qu'un organe déjà si prédisposé au déplacement par les conditions anatomiques et physiologiques précédemment rappelées subisse d'autant plus l'influence de la pesanteur que son poids est augmenté. Aussi n'est-il pas rare de voir notées l'*hydronéphrose* consécutive à l'oblitération des uretères par un calcul ou par un cancer du col utérin, ou la présence, dans le rein, d'un *calcul* plus ou moins volumineux, ou enfin l'existence de *tumeurs* de diverse nature. Tout récemment encore notre excellent maître, M. le professeur Guyon, avait l'occasion de constater, sur un malade atteint d'une tumeur du rein peu volumineuse, un certain degré de mobilité de cet organe. Un spécialiste consulté auparavant s'était borné, comme moyen de diagnostic, à pratiquer le cathétérisme de la vessie! D'autres fois, le rein présente simplement des lésions inflammatoires, *néphrites diverses, pyélo-néphrite suppurative.*

On s'est demandé si ces lésions étaient primitives ou secondaires. Le simple bon sens indique et un certain nombre de faits démontrent clairement, pour l'hydronéphrose et les tumeurs, par exemple, que le déplacement de l'organe a été consécutif à son augmentation de volume. Ces causes ont une action d'autant plus réelle qu'elles entraînent en même temps un amaigrissement parfois très marqué, et qu'ainsi à l'augmentation de poids s'ajoute la disparition du tissu cellulo-graisseux pour favoriser la migration du rein.

Ce n'est pas à dire pour cela que l'ectopie ne puisse entraî-

ner ultérieurement une hypertrophie congestive ou inflamma·
toire. Mais si l'augmentation de volume et de poids est quelquefois secondaire, elle nous paraît être beaucoup plus souvent
primitive.

Telles sont les principales causes prédisposantes. Quelques-
unes sont peut-être suffisantes à elles seules et isolément pour
entraîner le déplacement du rein. Mais il arrive sans doute
plus souvent que plusieurs d'entre elles agissent simultanément
pour conduire au même résultat. Leur influence est incontesta-
blement supérieure à celle des causes occasionnelles dont néanmoins certains faits démontrent la réalité.

Causes déterminantes.

Ces dernières peuvent agir lentement ou brusquement. C'est
ainsi que les travaux pénibles, les quintes de toux violentes et
répétées (Defontaine, Rosenstein), les marches forcées, la constipation, les efforts brusques pour soulever de lourds fardeaux
(Becquet), un coup violent dans la région lombaire ou dans
l'hypochondre peuvent avoir pour conséquence de chasser
l'organe de son siège habituel. Toutefois, nous ajouterons avec
Fritz qu'il est bien rare de retrouver nettement dans les observations cette influence étiologique qui cependant ne paraît
guère susceptible de passer inaperçue.

SYMPTOMES.

Les symptômes par lesquels se révèle la mobilité du rein sont
de deux ordres : les uns sont fonctionnels, les autres physiques.
Les premiers, sans offrir beaucoup de netteté, sans s'élever surtout à la hauteur de caractères pathognomoniques, sont cependant ceux qui mettent généralement sur la voie du diagnostic
en invitant à pratiquer l'examen direct. Cela suffit pour établir
toute leur importance. Afin de suivre l'ordre clinique, c'est par
eux que nous commencerons.

Signes fonctionnels. — Ils sont essentiellement représentés
par des *sensations anormales* ayant pour siège l'un des flancs,

ou la région lombaire, quelquefois l'épigastre. Suivant la belle description que Fritz nous en a laissée, ces sensations peuvent revêtir les formes les plus diverses, tant au point de vue de leur nature que de leur intensité.

Tantôt c'est un *simple malaise*, une sensation de pesanteur, de tiraillement.

Tantôt c'est la « *Sinking sensation* » des Anglais, c'est-à-dire la sensation de la chute ou du glissement d'un viscère dans l'abdomen. Il semble aux malades, dit Trousseau, qu'un de leurs organes s'est décroché et flotte dans leur ventre. Mais il est rare qu'ils puissent analyser assez nettement ce qu'ils éprouvent, au moins au début, pour le traduire avec autant d'exactitude. Ils n'arrivent la plupart du temps à sentir les excursions de leur tumeur et à en rendre nettement compte qu'après une certaine éducation dont le point de départ est habituellement l'interrogatoire du médecin.

Quelquefois, enfin, les malades éprouvent une *véritable douleur* susceptible d'acquérir une excessive acuité, de provoquer des lipothymies, de faire croire à une péritonite.

Mais quelle que soit la modalité que revêtent ces sensations anormales, elles ne restent pas toujours localisées dans le lieu où elles ont leur origine.

Dans un grand nombre d'observations on note des *irradiations* en divers sens, capables d'en imposer pour des névralgies crurale, sciatique ou iléo-lombaire, quelquefois pour des pleuralgies (Gueneau de Mussy). Mais les irradiations vers les parties génitales et surtout vers le membre supérieur sont extrêmement rares.

A ces phénomènes s'ajoutent des *paroxysmes douloureux*, parfois d'une extrême violence et pouvant s'accompagner d'angoisses, de nausées, de vomissements, de petitesse du pouls et de facies hippocratique, ou enfin d'accès fébriles avec frisson et chaleur intense, de manière à donner l'idée d'une péritonite (Oppolzer). On trouve certains malades dans une anxiété et un état d'affolement qui font songer aux coliques hépatiques ou néphrétiques (Buret). Ces paroxysmes éclatent

sous l'influence de causes qu'il est utile de préciser. C'est ainsi
que les exercices violents, tels que la marche, la course, la
danse, le saut, l'équitation ou les efforts de toute espèce ou
même une pression énergique et insolite peuvent en être le point
de départ. Le repos, au contraire, et surtout la position horizontale, en permettant à l'organe déplacé de reprendre son
siège, font cesser promptement tous les accidents. — Une autre
circonstance très importante à noter, c'est la coïncidence fréquente de ces accès douloureux avec les époques menstruelles
et leur disparition rapide après la période cataméniale. D'autres
fois, les phénomènes douloureux éclatent à l'occasion d'une
suppression brusque des règles et se dissipent dès qu'elles re-
paraissent.

Les *troubles digestifs*, que la plupart des auteurs passent complètement sous silence, méritent cependant une place à part
dans la symptomatologie du rein mobile. Les vomissements, la
diarrhée, la dypepsie se rencontrent dans un très grand nombre
d'observations. Aussi le Dr Pitois pouvait-il écrire avec raison :
« Les fonctions digestives sont profondément altérées ». Qu'on
explique ces troubles par la compression qu'exercerait le rein
déplacé sur le duodénum en entraînant une dilatation stoma-
cale secondaire comme le prétendent certains auteurs, (1), ou
bien par une action réflexe qui résulterait du tiraillement du
plexus rénal (Lancereaux), peu importe ; ce qui reste bien acquis,
c'est la fréquence des désordres digestifs comme symptômes de
l'ectopie rénale.

Quant à la *miction*, elle n'est en général ni fréquente, ni douloureuse, et les urines offrent leurs caractères normaux. Excep-
tionnellement on a noté du ténesme ou de la dysurie (Hénoch),
parfois des hématuries. En effet, il peut y avoir coïncidence de
coliques néphrétiques. Malgré le retentissement inévitable et
facile à comprendre qu'elles doivent avoir sur le rein déplacé,

---

(1) Revue de Hayem, t. XI, p. 543, et Du rein mobile et de ses rapports avec
la dilatation de l'estomac, par le Dr Muëller Warneck (*Berliner klin.
Wochenschrift*, no 30). Observations prises dans le service de Bartels, de Kiel.

il va sans dire qu'il n'existe aucun rapport constant entre ces deux affections.

Parfois on a observé des *battements artériels épigastriques*, signalés par Hare, surtout chez les femmes atteintes de chloro-anémie.

Enfin, la mobilité du rein est souvent la cause de *désordres sérieux du côté du système nerveux*. Les malades sont souvent inquiets, excitables, d'humeur difficile et bizarre. Il n'est pas rare de noter chez les femmes des manifestations hystériques, et si dans quelques observations celles-ci paraissent antérieures ou concomitantes, il en est d'autres (Lancereaux) où très certainement les troubles hystériques ont succédé au déplacement du rein. Quant aux hommes, épouvantés par la persistance de leur affection, surtout lorsque le médecin paraît en ignorer la véritable nature et s'épuise contre elle en efforts impuissants, ils se laissent trop souvent aller aux plus vives alarmes et deviennent facilement hypochondriaques.

L'ensemble des symptômes que nous venons d'exposer, sans être absolument caractéristique, invite à pratiquer l'examen direct et permet ainsi de constater le déplacement du rein. Ce serait néanmoins une profonde erreur de croire que le rein mobile est nécessairement une affection pénible et douloureuse, parce que nous n'en faisons le diagnostic que lorsqu'un individu qui en souffre vient se plaindre à nous. Walther, de Dresde, a eu l'idée de rechercher les signes physiques de la mobilité du rein sur un grand nombre de sujets n'en souffrant pas. Il est arrivé à ce curieux résultat que *les reins sont mobiles chez un nombre considérable d'individus qui n'en éprouvent aucune douleur*, n'en conçoivent aucune inquiétude et ignorent même qu'ils offrent cette particularité !

Les signes fonctionnels peuvent donc faire complètement défaut. En général, dans ce cas, la maladie passe absolument inaperçue. Cependant il peut se faire que les malades sentent un jour par hasard la grosseur mobile qu'ils ont dans l'abdomen. Dès lors, analysant plus attentivement leurs moindres sensations, ils sont prompts à s'alarmer. Mais que les troubles fonctionnels existent ou non, l'examen direct, c'est-à-dire la recherche des signes physiques offre une importance capitale, c'est elle seule qui peut fixer le diagnostic.

Signes physiques. — L'attention une fois éveillée sur la possibilité du rein flottant, le chirurgien, pour procéder à sa recherche, pratiquera l'*exploration* de la manière suivante, que Fritz a le premier magistralement décrite.

Le malade, après avoir fait un peu d'exercice, sera couché sur le dos, le côté à explorer un peu plus élevé que l'autre, les cuisses légèrement fléchies, pour relâcher autant que possible les parois abdominales. Le chirurgien se placera du côté où il suppose que l'affection s'est produite, à droite par conséquent, puisque dans l'immense majorité des cas, c'est le rein droit qui se déplace. Alors, appliquant la main gauche derrière la région lombaire, entre la dernière côte et la crête iliaque, il exercera une pression soutenue d'arrière en avant. Pendant ce temps la main droite, pressant également sur la paroi abdominale antérieure, au niveau de l'hypochondre, ira à la rencontre de la gauche. Pour peu que les parois abdominales ne soient pas le siège d'une surcharge graisseuse trop abondante, et pour peu que le rein soit abaissé, cette manœuvre permettra de sentir au moins son extrémité inférieure. Sans rien changer à la position de ses mains, le chirurgien devra conseiller au malade de faire une *inspiration profonde*. Grâce à l'abaissement du diaphragme et du foie qui en est la conséquence, ce mouvement déterminera un abaissement plus prononcé du rein, que les deux mains pourront bien percevoir, surtout si elles se rapprochent vivement au moment où l'inspiration sera sur le point de commencer. Parfois, dans cette manœuvre, on pourra saisir le rein et le maintenir en place. Quelquefois même il sera possible de l'abaisser davantage, mais souvent l'inspiration lui permettra de s'échapper et de remonter avec le foie dans l'hypochondre.

Lorsque ce déplacement est plus prononcé, il est possible d'amener le rein tout entier au-dessous du rebord costal. Parfois enfin, *la mobilité* est si considérable qu'il est possible de saisir le rein à pleine main à travers la paroi abdominale et de le mouvoir en divers sens, mais surtout en haut et en dedans, plus difficilement en dehors. On peut ainsi faire décrire à cet organe des excursions fort étendues et dépassant tout ce qu'on pourrait prévoir à priori. On a trouvé, en effet, le rein déplacé dans tous les points de l'abdomen où il était possible de loger un corps de son volume. Dans le cas de Drysdale, qui concerne une femme de 23 ans, le rein occupait habituellement le voisinage de l'épine iliaque antéro-supérieure droite et il pouvait être reporté de là jusqu'aux fausses côtes gauches derrière lesquelles il disparaissait. D'autres fois le rein déplacé semble fuir sous les doigts qui le pressent et se dérobe à l'examen. Souvent aussi la tumeur se déplace d'elle-même sous l'influence de certains mouvements et reparaît à l'occasion de certains autres (inspiration profonde, décubitus latéral du côté sain), si bien qu'il peut se faire que le médecin, après avoir constaté son existence la veille, ne la retrouve plus le lendemain. Mais une fois que l'exploration a permis de trouver le rein et de le saisir, il est presque toujours facile de le ramener dans sa position normale en le refoulant légèrement en haut, en arrière et en dehors, surtout si on profite pour cela d'un mouvement d'expiration.

En général, la région de l'abdomen occupée par la tumeur n'est pas douloureuse à la *pression simple*, s'il n'existe pas de complication. Quelquefois cependant, elle est le siège d'une certaine sensibilité qui peut même, dans quelques cas exceptionnels, devenir assez vive pour gêner ou rendre impossible l'exploration.

En exerçant une certaine pression sur le rein, ou en essayant de le déplacer très bas, on produit le plus souvent une douleur sourde, quelquefois lipothymique ou des tiraillements analogues à ceux que les malades éprouvent spontanément. Il est rare que ces manipulations ne donnent lieu à aucune sensation particulière (Fritz).

Lorsque, par les moyens d'exploration précédents, on aura acquis la notion de l'existence d'une tumeur et de sa mobilité, on n'aura encore réalisé qu'une partie du diagnostic. Il reste à déterminer *la nature de cette tumeur*.

Pour cela, deux ordres de signes sont à rechercher : 1o les caractères propres de la tumeur ; 2° ceux qui indiquent la vacuité de la région que le rein doit normalement occuper.

Pour que les *caractères propres* puissent être appréciés avec quelque rigueur, il est nécessaire que certaines conditions se trouvent réunies. Tout d'abord, il est indispensable que les parois abdominales n'offrent pas une trop grande épaisseur. Il faut ensuite que la mobilité de l'organe soit assez prononcée pour qu'il puisse être exploré dans toute son étendue et non plus seulement par son extrémité inférieure. Il est nécessaire enfin que l'exploration abdominale ne réveille pas une trop vive douleur.

Dans ces conditions, c'est la *forme* de l'organe qui sera l'indice le plus précieux à recueillir. On trouvera une tumeur ovalaire, à surface lisse, dont les bords et les extrémités sont mousses. Mais on s'attachera surtout à l'exploration des bords et on cherchera s'il est possible de sentir sur l'un d'eux, sur l'interne, une dépression correspondante au hile.

Pour peu que le déplacement soit considérable, l'*axe* cesse d'être vertical et se dirige obliquement en bas et en dedans. Cette inclinaison est d'autant plus grande, que l'abaissement est plus marqué et tient sans doute à ce que l'organe, en se déplaçant, décrit une espèce d'arc de cercle autour de son pédicule vasculaire qui représente le rayon.

La *consistance* et le *volume* sont aussi des caractères importants. Ils sont assez connus pour qu'il soit inutile de les rappeler ici. Malheureusement, ils sont loin d'être conservés dans tous les cas. Si on se reporte à ce que nous avons dit, dans l'étiologie, des causes prédisposantes pathologiques, on remarquera que le rein déplacé peut être le point de départ de complications telles que la périnéphrite, une péritonite circonscrite, ou le siège d'altérations très diverses, en particulier l'hydronéphrose et le cancer, maladies qui entraînent comme premières conséquences des modifications très importantes dans le volume et la consistance. Toutefois, si ces modifications étaient capables d'égarer un instant le diagnostic, elles n'en auraient pas moins une importance capitale, puisqu'elles serviraient à le compléter une fois que, par l'ensemble des autres signes recueillis, on aurait acquis la certitude qu'il s'agit bien d'une ectopie rénale.

Les signes qui révèlent la *vacuité de la région que le rein doit normalement occuper* sont donnés surtout par la *palpation*, qui permet de reconnaître que cette région est moins pleine, moins résistante qu'elle ne devrait l'être.

Il sera toujours utile, pour tirer de cette exploration tous les résultats qu'elle peut donner, de la pratiquer successivement à droite et à gauche.

L'examen de la région lombaire pourrait, d'après Rayer, Fritz, Labadie-Lagrave et plusieurs autres auteurs, permettre de constater une diminution de la voussure qu'elle présente normalement, parfois un *aplatissement*, quelquefois même une *dépression manifeste*. Mais nous pensons avec Keppler, Duguet et son élève Buret, que ce signe est bien loin d'offrir la valeur que, sous la foi sans doute des maîtres qui l'ont indiqué les premiers, la plupart des auteurs lui ont attribuée.

Il en est de même du *son tympanique à la percussion* auquel devrait donner lieu dans le même point l'absence du rein remplacé par des anses intestinales. Le Dr Buret, qui a plusieurs fois recherché l'existence de ce signe, ne l'a jamais rencontré. Bien plus, il rapporte une observation où on trouvait du tympanisme dans la région lombaire gauche d'une femme dont le rein de ce côté était à sa place, tandis qu'il y avait une matité absolue du côté droit où le rein, sorti de sa gaine, flottait dans la fosse iliaque.

Quoi qu'il en soit, ces signes : sensation de vacuité dans la région rénale, dépression lombaire, tympanisme, si on venait à les constater, disparaîtraient dès qu'on repousse le rein dans son siège normal.

MARCHE.

La marche de l'ectopie rénale présente, à considérer, *trois périodes* :

Dans la *première*, le rein n'a subi qu'un déplacement léger, et n'offre qu'un faible degré de mobilité. De temps en temps, surtout à l'occasion des règles, d'une constriction trop forte ou d'exercices un peu violents tels que les longues marches, les mouvements brusques, la danse, l'équitation, il devient le siège de douleurs spontanées que la pression exaspère. Ces accès durent de quelques heures à plusieurs jours, puis l'organe rentre plus ou moins complètement à sa place en conservant encore, pour quelques jours, une sensibilité et une augmentation de volume qui vont en diminuant. A ce degré, la guérison complète et définitive est possible et n'est même pas très rare.

Dans la *seconde* période, le rein est tout à fait luxé et descend plus ou moins bas vers la fosse iliaque. Le déplacement et la mobilité, au lieu d'être passagers, sont permanents. Les paroxysmes douloureux surviennent encore à époques irrégulières, et l'ensemble des symptômes est beaucoup plus accusé que dans la première période.

Dans la *troisième*, enfin, la congestion ayant pris, dans un des accès douloureux, un caractère inflammatoire, il est survenu de la péritonite circonscrite, en vertu de laquelle le rein se trouve immobilisé dans sa situation anormale par des fausses membranes. Dès lors, le retour aux conditions normales est absolument impossible. Mais, quelquefois, ces adhérences équivalent à une sorte de guérison, ce qui semblerait prouver que la mobilité joue un rôle important sur la congestion rénale et sur ses conséquences immédiates, l'augmentation de volume et la douleur. Malheureusement, dans le plus grand nombre des observations (Becquet), on voit que le rein déplacé et fixé par des adhérences n'a pas été ensuite à l'abri de ces accès douloureux périodiques dus à des congestions.

Dans le cas de *traumatisme*, le rein est brusquement chassé de son siège habituel, et la première période fait défaut.

Notons une circonstance assez remarquable et qui vient donner à l'opinion de Becquet un puissant appui : c'est l'*influence de la ménopause* sur la marche de l'ectopie rénale. Le plus sou-

vent on voit alors les crises douloureuses disparaître ou dimi-
nuer notablement.

Nettement accusée (2ᵉ période), il est bien rare que l'affection, si on l'abandonne à elle-même, puisse être guérie avant
la ménopause. Cependant, Hare a rapporté une observation dans
laquelle, à la suite de deux grossesses, le rein reprit et garda sa
situation normale, refoulé sans doute par l'utérus gravide et
maintenu assez longtemps pour que des adhérences aient pu se
former. Mais, nous le répétons, ces cas de guérison spontanée
sont excessivement rares, et on ne doit pas y compter.

COMPLICATIONS.

A plusieurs reprises déjà, nous avons vu qu'une des particularités intéressantes de cette affection était représentée par des
accès douloureux, susceptibles parfois de se prolonger plusieurs
jours.

Ces accès traduisent presque toujours une *congestion rénale*
qui coïncide bien souvent, comme nous l'avons vu, avec la période menstruelle. Ils sont si communs qu'ils font, en réalité,
partie du cortège symptomatique habituel de la mobilité rénale
et ne méritent pas d'être décrits comme des complications. Ils
n'ont, d'ailleurs, qu'une durée assez courte, à moins que cette
congestion ne soit le point de départ de phénomènes inflammatoires.

Ces derniers se localisent assez souvent sur le tissu cellulaire
péri-rénal ou sur le péritoine voisin, et donnent ainsi lieu à
deux ordres de complications bien distinctes, la périnéphrite et
la péritonite circonscrite. La *périnéphrite* détermine des douleurs continues plus ou moins vives que la pression exaspère ;
en même temps, une exploration méthodique permet de constater, par la voie lombaire ou par la voie abdominale, une véritable tumeur inflammatoire assez régulière. Il y a souvent un
peu d'élévation de la température et un retentissement assez
marqué sur l'état général. Mais l'examen des urines montre
qu'il n'y a pas de néphrite. M. le professeur Guyon nous a dit

avoir observé récemment un cas très remarquable de cette complication.

La *péritonite*, qui s'en rapproche par certains côtés, est plus souvent marquée au début par un frisson suivi de fièvre, par des nausées ou même des vomissements. Quelquefois, elle détermine rapidement du collapsus. Comme la périnéphrite, elle donne lieu à une augmentation de volume, mais cette augmentation se perçoit plus facilement en avant, du côté de l'abdomen, qu'en arrière, du côté des lombes. Elle donne lieu à un empâtement plus étendu, moins régulier. Elle s'accompagne enfin de douleurs beaucoup plus vives, surtout à l'exploration. On peut dire, toutefois, qu'elle ne se généralise presque jamais, et, par conséquent, qu'elle ne crée pas un danger immédiat pour la vie des malades. Elle peut aboutir cependant à la formation de foyers purulents dans le petit bassin, et constituer ainsi une complication des plus sérieuses. Après la guérison, il subsiste presque toujours des adhérences, qui ont pour résultat d'immobiliser définitivement le rein dans sa position vicieuse, sans le mettre à l'abri pour cela des phénomènes congestifs et douloureux.

Enfin, certains accès ont été désignés sous le nom de *phénomènes d'étranglement*. Signalés et décrits pour la première fois par Dietl (*Wiener med. wochensch*, 1864), ils consistent en une augmentation rapide de volume du rein, qui devient excessivement douloureux. La moindre pression est insupportable ; le plus léger contact arrache des cris aux malades. Gilewski explique ces accidents par la rotation du rein déplacé sur son axe et la compression de l'uretère amenant une *hydronéphrose aiguë*. Mais, d'après Mosler et Rosenstein, cette hypothèse pathogénique ne serait pas applicable à tous les cas. Quoi qu'il en soit, il est assez difficile de distinguer cette complication des précédentes, l'exploration directe étant toujours notablement gênée par la douleur. Il n'est pas rare, d'ailleurs, de voir survenir plus ou moins rapidement, à la suite de cette hydronéphrose aiguë, des phénomènes de péritonite circonscrite.

Parmi les autres complications qui peuvent se rattacher au rein mobile, quelques-unes sont la conséquence, au moins théoriquement, des *nouveaux rapports de l'organe déplacé.* La plupart d'entre elles sont assez rares et ne méritent guère d'être signalées qu'à titre de curiosités pathologiques. C'est ainsi qu'on a observé, du côté du tube digestif, des vomissements et des accidents dyspeptiques avec dilatation de l'estomac, que Bartels attribue, comme nous l'avons déjà dit, à la *compression du duodenum.* On a noté quelquefois une constipation opiniâtre capable de provoquer tous les signes de l'étranglement interne (Rollett, Oppolzer). Cet obstacle au cours des matières tiendrait à la *compression du colon ascendant.* De même, la compression du *canal cholédoque* a pu, dans certains cas, être cause d'ictère chronique (1), et celle *des uretères* l'origine d'anurie et d'accidents urémiques foudroyants.

On a eu également l'occasion de constater un œdème des membres inférieurs par compression de la *veine cave.* L'oblitération de ce vaisseau a même été notée dans le fait de Girard.

La pression du rein déplacé sur l'*utérus* pourrait aussi, d'après Vogel, être la cause des troubles si fréquents de la menstruation, et même de la stérilité. Cette assertion nous paraît assez peu fondée.

Quelquefois enfin, on a pu observer des *points douloureux le long de la colonne vertébrale* et de la *parésie des membres,* comme dans un cas de Ganghofner signalé dans le Prager med. Wochenschrift 1876, n° 21. Déjà, du reste, Rayer avait constaté des faits analogues, pour lesquels on ne possède encore aujourd'hui aucune interprétation satisfaisante.

D'autres complications tiennent aux *altérations que le rein lui-même peut avoir subies,* quels que soient les rapports étiologiques qui rattachent ces altérations à l'ectopie. Ce sont l'hydronéphrose, la lithiase rénale, le cancer, la néphrite diffuse et

---

(1) Llouville et Straus (*Arch. de méd.*, nov. 1875).

ses suites, la suppuration (1). Si la lithiase et le cancer jouent plutôt le rôle de causes que de conséquences, il n'en est pas de même de l'hydronéphrose et surtout des différentes espèces de néphrites qui, très certainement, peuvent avoir leur véritable point de départ dans l'ectopie.

PRONOSTIC.

Par elle-même, l'ectopie rénale n'offre pas un pronostic bien sérieux. Tous les auteurs s'accordent à reconnaître que sa gravité réside surtout dans les erreurs de diagnostic et dans les traitements intempestifs suivis par les malades. Il est extrêmement rare, en effet, qu'elle soit la cause indirecte de la mort par les complications qui en dérivent.

C'est, d'ailleurs, dans l'appréciation exacte de la période de l'affection et des complications que se trouveront les éléments les plus précieux du pronostic.

A la première période, et lors des premiers accès douloureux, comme le rein revient, après chaque poussée hypérémique, à sa situation normale, on peut espérer que des soins, des précautions bien prises préviendront la marche ultérieure de la maladie. Cependant on devra, en général, se montrer assez sobre de promesses, car on a vu les manifestations morbides reparaître après plusieurs années d'interruption et lorsque les malades se croyaient désormais en parfaite sécurité. Mais on aura toujours le droit de fonder de grandes espérances sur la ménopause. C'est à elle, très vraisemblablement, qu'il faut attribuer quelques guérisons, que Fritz rapporte à l'influence de la grossesse.

Dans la deuxième période, surtout si elle se montre de bonne heure et longtemps avant la ménopause, le pronostic sera plus sévère. Par les douleurs variées et continuelles qu'elle provoque, par son retentissement sur l'état général, notamment sur le système nerveux, l'ectopie rénale peut devenir un élément incessamment perturbateur de la santé, et rendre l'exis-

---

(1) Hydronéphrose d'un rein mobile suivie de pyo-néphrose et d'abcès périnéphrétique, traitement par l'établissement d'une fistule du bassinet, par Landau. (*Berliner klinik. Woch*, 13 décembre 1880.)

tence très malheureuse, sans toutefois la compromettre directement.

Dans la troisième période, qui est celle des complications les plus sérieuses, le pronostic sera surtout en rapport avec ces complications elles-mêmes.

DIAGNOSTIC.

Il est rare, avons-nous dit en étudiant les symptômes, que les malades accusent, comme premier phénomène de leur affection, une tumeur abdominale. Ils se présentent, la plupart du temps, au médecin en se plaignant de ces sensations douloureuses si diverses que nous avons exposées. Comme elles n'ont rien de caractéristique, et que la pathologie abdominale est toujours fort difficile, surtout chez les femmes si communément sujettes à tant de manifestations douloureuses variées, on comprendra sans peine que les erreurs de diagnostic soient très fréquentes. Aussi, n'est-il pas rare de rencontrer des malades qui, souffrant depuis longtemps, ont consulté de nombreux médecins sans que leur affection ait été reconnue, et il y en a certainement un grand nombre pour lesquels ces erreurs n'ont jamais été rectifiées. Cela tient moins peut-être à la difficulté réelle du diagnostic qu'à l'oubli du médecin, qui ne songe pas à la possibilité du déplacement du rein.

Nous étudierons d'abord comment les symptômes fonctionnels peuvent conduire à soupçonner cette affection, ensuite comment les symptômes physiques permettront de confirmer cette hypothèse et d'éviter de confondre le rein mobile avec une multitude d'autres tumeurs de l'abdomen.

A. Comme la *douleur* est le symptôme qui domine la scène, elle peut faire penser à des *coliques hépatiques et néphrétiques*, à la *colique de plomb*, à la *gastralgie*, aux *névralgies iléo-lombaire, crurale, sciatique*, à des *manifestations hystériques*, à une *péritonite*.

Lorsque ces affections se présentent avec l'ensemble typique de leurs caractères, il n'y a pas lieu de songer au rein mobile. C'est dans les cas où leurs allures offrent quelque chose d'irrégulier, d'incomplet, que le doute est permis. Nous ne nous arrêterons donc pas à exposer un diagnostic différentiel classique, à dire par exemple que la colique hépatique se distingue par l'irradiation de la douleur vers l'épaule gauche, l'ictère, la décoloration des matières et la présence dans les selles du corps du délit, symptômes qu'on ne retrouve pas dans le rein mobile. Nous ne rappellerons pas non plus les signes caractéristiques des autres affections que tout le monde connaît assez. Il ne faut pas oublier que les descriptions typiques se retrouvent rarement au lit des malades. Cependant, en considérant la réunion de quelques symptômes, on peut arriver, avec une certaine habitude clinique, à établir le diagnostic de colique hépatique, néphrétique, névralgie iléo-lombaire, sciatique, etc., malgré l'absence de quelques-uns des signes, même des plus importants. Or, c'est précisément dans ces cas un peu vagues qu'on peut être fort embarrassé, et les difficultés varieront avec chaque malade. Il nous paraît donc inutile de nous appesantir sur tel ou tel cas particulier. Le seul conseil que nous puissions donner, c'est de *songer à la possibilité du rein mobile* toutes les fois qu'un diagnostic, à l'occasion de douleurs abdominales, ne s'impose pas. On devra tenir grand compte des circonstances étiologiques, sur lesquelles nous nous sommes si longuement étendu, surtout de l'influence des époques menstruelles, et enfin on pratiquera un examen direct méthodique ; on y aura recours plusieurs fois, et, de préférence, au moment où les malades souffrent, et après leur avoir fait prendre quelque exercice. Si une telle exploration ne donne aucun résultat, on sera autorisé à porter un diagnostic autre que celui de rein flottant. Mais si on constate l'existence d'une tumeur, une étude minutieuse des signes différentiels fonctionnels et physiques devient nécessaire.

B. Tout d'abord, on recherchera le caractère fondamental de

l'ectopie rénale, la *mobilité*. Bien constatée, celle-ci équivaut à un symptôme pathognomonique, surtout si, en même temps, l'exploration de la région rénale donne une *sensation de vacuité*.

Toutefois, il existe certaines tumeurs abdominales, qui sont également mobiles, le cancer du pylore, le cancer de l'intestin, les kystes de l'ovaire. Mais alors, on recueillera dans l'étude des symptômes fonctionnels concomitants et des caractères physiques de la tumeur elle-même des renseignements importants.

Le *cancer du pylore*, assez volumineux pour simuler un rein mobile, ne se traduirait pas par une simple dyspepsie, mais par des accidents gastriques beaucoup plus graves. La tumeur, pour acquérir un tel volume, aurait mis assez longtemps, et, alors même que les signes caractéristiques tirés des vomissements feraient défaut, elle s'accompagnerait presque toujours de signes cachectiques, en particulier de cet amaigrissement et de cette coloration jaunâtre spéciale des téguments qui trahissent la diathèse cancéreuse. Enfin, la tumeur, malgré sa mobilité, ne pourrait pas être ramenée dans l'hypochondre.

De même, un *cancer de l'intestin* de ce volume donnerait lieu à de tels troubles digestifs, que toute erreur serait impossible.

Quant aux *kystes de l'ovaire*, s'ils peuvent parfois simuler le rein mobile par quelques-uns de leurs symptômes, ils ont donné lieu presque toujours, dans les premiers temps de leur évolution, à des phénomènes de compression du côté du petit bassin ; plus tard, lorsqu'ils arrivent à remonter dans l'abdomen et qu'ils y sont accessibles à l'exploration, ils ont acquis des dimensions beaucoup plus considérables et sont fluctuants. Dans tous les cas, les efforts pour les ramener dans l'hypochondre seraient, on le comprend, absolument inutiles.

Nous ne disons ici *rien de la forme spéciale du rein*, car il est bien évident qu'il n'y aura doute dans l'esprit de personne si elle peut être nettement appréciée. Lorsque ce doute existe, c'est précisément que la forme et le volume de la tumeur sont masqués ou altérés, et n'ont plus rien de caractéristique.

La *dépression lombaire et le tympanisme* devront sans doute être l'objet des recherches les plus attentives, mais ce que nous en avons dit à propos des symptômes montre qu'il ne faut pas leur accorder une importance exagérée.

Quant aux *tumeurs qui sont peu mobiles*, on sait qu'elles peuvent être constituées par le rein déplacé et fixé par des adhérences. Dans ce cas, on recueillera dans l'histoire des antécédents des particularités assez significatives. D'ailleurs, les caractères physiques constatés par l'examen direct permettront le plus souvent d'éviter les erreurs de diagnostic.

Les *tumeurs du foie* se rattachent à cet organe, de manière à lui imprimer des mouvements lorsqu'on cherche à les mouvoir. Il n'en est pas de même du rein mobile. D'autre part, entre la matité du foie et le son tympanique sourd de la tumeur hépatique, il n'existe pas d'intervalle où la percussion donne un son tympanique aigu, comme cela a lieu avec le rein déplacé (Fritz).

Les *tumeurs de la vésicule biliaire* sont piriformes, à grosse extrémité dirigée à gauche et dépassant souvent la ligne médiane. Elles sont peu mobiles et ne peuvent jamais être refoulées au-dessous du foie. Elles lui communiquent les mouvements qu'on leur imprime. La percussion y donne un son mat, qui se continue avec la matité du foie (Fritz).

Le *déplacement de la rate ou ses tumeurs* ne pourraient être en cause que si l'affection siégeait à gauche. Le déplacement est très rare. Comme l'ectopie rénale, il donne lieu à une dépression et à un tympanisme lombaires parfois très accusés. Aussi ne trouvera-t-on guère de caractères distinctifs que dans la forme et le volume de la tumeur. Elle descend généralement plus bas que le rein mobile. — Quant aux tumeurs de la rate, elles sont le plus souvent assez fixes, et lorsqu'elles descendent assez bas pour ressembler au rein mobile, elles sont plus volumineuses. La percussion de la région rénale donnerait des résultats négatifs (Fritz). L'inconstance de plusieurs de ces signes montre d'avance combien le diagnostic peut offrir d'incertitude.

Les *tumeurs de l'intestin*, immobiles et assez volumineuses pour simuler un rein déplacé (affection organique des parois, invagination, amas de matières fécales), donnent lieu à des troubles tellement caractéristiques des fonctions digestives, que l'erreur devient impossible.

Les *tumeurs du mésentère*, en comprimant les vaisseaux, gênent l'absorption du chyle et provoquent du catarrhe intestinal, de la diarrhée, de l'amaigrissement (Fritz).

Les *tumeurs des capsules surrénales* peu volumineuses ne donnent lieu à aucun symptôme; volumineuses, elles peuvent déplacer le rein, mais ne sont jamais mobiles.

Enfin, un *abcès par congestion*, outre les signes concomitants du côté des vertèbres et de la moelle (douleurs, paralysie) est fluctuant, fixe, plus profondément situé.

Les *anévrysmes*, lorsqu'ils sont accessibles à la palpation, ne peuvent guère induire en erreur (Fritz).

En somme, dans cette revue des tumeurs abdominales qu'on a pu confondre avec le rein mobile, nous avons fait plutôt une énumération qu'un véritable diagnostic différentiel. De plus longs développements sur chacun de ces cas particuliers risqueraient d'être fastidieux sans profit, chaque malade devenant un problème nouveau et spécial et présentant des données différentes. Aussi, le médecin n'arrivera-t-il au diagnostic qu'en faisant appel à toute son attention et à toute sa sagacité cliniques.

C. Mais c'est peu d'avoir reconnu que le rein est déplacé et mobile. Il s'agit, pour compléter le diagnostic, de rechercher *quelles sont les conditions anatomo-pathologiques dans lesquelles se trouve actuellement cet organe.*

Parfois son volume sera normal ou du moins peu exagéré. La pression sera peu ou point douloureuse. Les urines offriront leurs caractères normaux comme limpidité, comme composition, comme abondance. On sera alors en droit de supposer qu'il est *à peu près sain*, ou qu'il présente tout au plus *un peu de congestion.*

D'autres fois, l'organe étant indemne, on peut cependant constater une certaine augmentation de volume, assez régulière, avec douleur vive à la pression. Il semble alors qu'il se soit développé de la périnéphrite (Guyon) ou de la péritonite circonscrite.

Si l'on trouve une tumeur plus ou moins volumineuse, fluctuante, régulière ou avec bosselures, c'est que le rein est atteint d'*hydronéphrose*. Nous supposons, bien entendu, que la localisation du mal dans cet organe est rigoureusement démontrée. Mais, si l'on n'avait pas assisté à l'évolution de la maladie, si les renseignements anamnestiques manquaient de netteté, on pourrait être fort embarrassé pour déterminer le siège du kyste et on pourrait le prendre pour un kyste ovarique ou un kyste du foie. S'il n'existe du côté du col utérin aucune déviation, s'il est parfaitement mobile, s'il n'y a pas eu au début de troubles marqués au côté du petit bassin, on pourra éliminer le *kyste ovarique*. Mais en cas de doute, les résultats de la percussion et les caractères du liquide extrait par la ponction que l'on aurait pu croire très importants ne seraient pas absolument concluants. De même, si le rein atteint d'hydronéphrose occupait tout le flanc et s'appliquait immédiatement contre le foie, les signes physiques distinctifs que nous avons donnés plus haut ne serviraient guère à le différencier d'un *kyste du foie*. Ici la ponction, en révélant la présence de crochets et la nature spéciale du liquide, serait très utile, puisque les kystes hydatiques sont aussi fréquents sur le foie qu'ils sont rares sur le rein.

Si la tumeur est irrégulière, dure, bosselée, nullement fluctuante, il y aura lieu de penser au *cancer*. Alors on observera simultanément des hématuries survenant de temps à autre, et aussi la présence dans les urines de détritus ou de pus, qui, sans être pathognomoniques par eux-mêmes, s'ajouteront puissamment aux autres signes recueillis pour confirmer ce diagnostic. L'absence de fièvre et la cachexie le complèteront.

Une simple *pyélo-néphrite suppurative* se révèlerait par la présence du pus dans l'urine, aussi bien au début et au milieu qu'à la fin de la miction, par la polyurie trouble, enfin par l'absence des douleurs spéciales de la cystite.

Enfin, les *néphrites parenchymateuse et interstitielle* seraient caractérisées par l'albuminurie, des modifications importantes et bien connues dans l'aspect et la qualité des urines et par les troubles généraux si nombreux et si variés auxquels ces affections peuvent donner lieu.

TRAITEMENT.

Nous venons de voir combien l'ectopie rénale était différente d'elle-même, non seulement suivant les diverses périodes de son évolution sur un même individu, mais d'un individu à l'autre, suivant une multitude de variétés cliniques et de complications. Ces différences doivent nécessairement se retrouver à l'occasion du traitement. Aussi, ne pensons-nous pas qu'il convienne de le diviser en traitement palliatif et en traitement curatif. Nous croyons préférable de rechercher quelle est la meilleure conduite à tenir dans quelques-uns des cas types que peut offrir la pratique.

Lorsque les signes fonctionnels sont nuls ou à peu près et que le hasard seul a permis de constater la mobilité rénale, on peut se demander s'il est sage de ne rien faire ou s'il vaut mieux conseiller un bandage destiné à maintenir en place l'organe mobilisé et à prévenir toute aggravation. Sans doute, si ce bandage était d'une application facile et sans inconvénients, nous n'hésiterions pas à le recommander. Mais, il est toujours gênant, parfois péniblement supporté et, ce qui est plus grave, trop souvent impuissant à produire une contention efficace. Aussi, lorsqu'un malade ne souffre pas, il y a lieu d'hésiter avant d'y recourir. Pour notre part, nous inclinons volontiers vers l'abstention de tout traitement, de crainte qu'il ne soit pire que le mal. Nous nous bornons à conseiller des précautions hygiéniques peu sévères, d'éviter par exemple, tout ce que l'étude étiologique nous a montré capable de provoquer et d'aggraver la maladie : l'abus du corset, les longues marches, les

Guiard.   3

exercices violents, la course, la danse,. le saut, l'équitation, la station prolongée.

Lorsqu'il existe des troubles fonctionnels, il peut se faire qu'ils se bornent aux *accès douloureux*, provoqués par les tiraillements des plexus nerveux et par la congestion rénale, accès douloureux si souvent en rapport avec la période menstruelle. Alors, il sera nécessaire et souvent suffisant d'accentuer les prescriptions hygiéniques précédentes en condamnant pour quelques jours les malades à un repos absolu dans la position horizontale. Nous savons, en effet, combien cette attitude favorise le retour du rein mobile dans son siège normal. Si les phénomènes sont plus accusés, et surtout si on a des raisons de croire qu'il est survenu des complications inflammatoires, des bains émollients, des cataplasmes et des calmants (injections sous-cutanées de morphine), au besoin des révulsifs (vésicatoires, sangsues) seront de nature à hâter la guérison de l'accès. Dans le cas de M. Guyon, où la périnéphrite était la complication dominante et donnait lieu à une véritable tumeur inflammatoire, la résolution fut promptement amenée par l'application d'un vésicatoire. Ce fut le seul accès douloureux. La guérison est ensuite restée définitive. Après les accès, les malades rentreront dans notre première catégorie. Seulement on redoublera toujours de précautions à l'approche des règles.

Mais *si les douleurs sont habituelles*, même en dehors des périodes cataméniales et des complications congestives ou inflammatoires, on conçoit la nécessité de recourir à une autre thérapeutique. C'est alors surtout que l'application d'un bandage approprié a été conseillée et semble indiquée. Ce bandage aurait pour but de refouler le rein déplacé en haut et en dehors, en s'opposant à sa mobilisation. On donnerait la préférence à un bandage élastique maintenu en bas par des sous-cuisses ou par un caleçon et muni d'une pelote destinée à refouler et à contenir le rein. Malheureusement si, au premier abord, rien ne paraît plus simple que l'application d'un semblable bandage, en réalité, comme nous l'avons déjà dit, dans la pratique rien n'est plus difficile. Il n'est pas rare de voir des femmes qui peuvent à peine supporter leurs jupons. Elles ne se résigneront pas à conserver ce bandage qui ne fait pas disparaître tous les accidents et dont la pression leur est gênante, désagréable, douloureuse. Aussi, en voit-on se débarrasser de cet appareil et se contenter d'une simple ceinture de toile ou d'une serviette appliquée autour du ventre (Lancereaux).

Malgré leur insuffisance, c'est cependant à ces moyens qu'i. faudra s'en tenir tant que les symptômes n'auront pas acquis une intensité excessive. Mais *on rencontre des malades que rien ne peut soulager et dont l'existence devient un long supplice*. Aux troubles causés directement par le rein mobile, viennent bientôt s'ajouter les manifestations de l'hystérie ou de l'hypochondrie qui achèvent de rendre leur situation lamentable. C'est pour des cas de cette nature qu'il convient, après avoir épuisé tous les moyens palliatifs, de songer à une *intervention chirurgicale*.

Les premières tentatives dans cette voie sont nées en Allemagne. Déjà, en 1866, Rollett avait conseillé de rompre les adhérences qui peuvent fixer le rein dans sa position anormale (1). Mais ce traitement est le plus souvent impraticable et toujours dangereux. Il ne saurait d'ailleurs convenir qu'à des cas tout à fait exceptionnels, sans pouvoir en aucune façon être érigé en méthode générale.

En 1878, Keppler publiait sur les reins flottants et leur traitement chirurgical, un mémoire beaucoup plus important et qui marque véritablement une phase nouvelle dans l'histoire de cette affection (2). Des onze observations qu'il rapporte, il résulte que cette maladie, même non compliquée, est presque constamment une source d'accidents graves, pouvant quelquefois amener la mort. Aussi, tire-t-il de ses observations la conclusion thérapeutique suivante : *Tout rein flottant ayant un retentissement fâcheux sur la santé générale doit être extirpé.*

(1) Rollett, Pathologic und Therapic der beweglichen Niére, Erlangen, 1866.

(2) Keppler, Le rein migrateur et son traitement chirurgical, *Archiv fur klin. chirurg.*, vol. XXIII, f. 3, p. 520.

La néphrectomie pratiquée par Martin, de Berlin, sur deux malades, amena en effet la disparition de tous les accidents. Sur l'un d'eux, on observa pendant quelques jours après l'opération, une albuminurie passagère, due sans doute à la congestion supplémentaire de l'autre rein. La même conduite fut suivie ensuite par d'autres chirurgiens, en particulier par Gilmore, William Polk, Martini de Hambourg et Langenbuch.

Plus récemment enfin, le Dr Quénu, dans un excellent mémoire publié dans les *Archives de médecine* (1), rapporte 16 cas de néphrectomie pour rein mobile, dont 7 dus à Martin. Il y eut 10 guérisons. Deux malades avaient été opérés par la voie lombaire ; ils guérirent sans accidents. Sur les 14 opérés par la voie abdominale, 6 sont morts, parmi lesquels 2 offraient des complications de sarcome et d'encéphaloïde.

Mais, on le comprend, l'ablation du rein est une mesure extrême, non seulement à cause de la gravité de l'opération considérée en elle-même, mais surtout en raison des conditions spéciales qu'elle crée au malade pour l'avenir. La fonction rénale est, sans contredit, l'une des plus importantes de l'économie. Dès qu'elle est compromise, la vie est immédiatement menacée. Aussi, ne peut-on s'empêcher de regretter vivement l'ablation d'un rein normal qui est simplement déplacé. Sans doute, pendant des années la santé pourra se maintenir, grâce au fonctionnement supplémentaire de l'organe opposé. Mais que ce rein vienne à subir une altération quelconque, qu'il soit atteint par exemple, de lithiase, et chacun sait combien cette affection est fréquente, il suffira du séjour tant soit peu prolongé d'un calcul dans l'uretère pour exposer le malade à tous les accidents de l'anurie et de l'urémie foudroyante. D'autre part, on sait encore qu'il est assez fréquent d'observer la mobilité rénale des deux côtés sur le même malade. Qui songerait alors à pratiquer la néphrectomie ?

Ce sont là, sans aucun doute, les raisons qui ont déterminé d'autres chirurgiens plus conservateurs à pratiquer des opéra-

---

(1) Quénu, De la néphrectomie, *Archives de médecine*, 1882.

tions différentes. Puisque les accidents sont la conséquence de la mobilité du rein, c'est contre cette mobilité et non contre l'organe lui-même, que doivent être rationnellement dirigées les ressources de la chirurgie. Aussi a-t-on cherché à *fixer l'organe déplacé par une opération sanglante.*

Hahn de Berlin a le premier pratiqué cette opération avec succès, et en a donné la relation dans le Centralblat für Chirurgie. Voici comment il procède : « Le sujet étant couché sur le côté sain, on fait une incision de 16 à 18 centimètres dans la région lombaire, le long du bord de la masse sacro-lombaire ; on sectionne successivement les aponévroses de la région, et l'on découvre l'atmosphère graisseuse. Généralement le rein ne s'y trouve pas, mais y peut être facilement attiré ou poussé. Comme il est abordé par sa face postérieure, on ne court pas le risque d'ouvrir le péritoine. Il est bon toutefois de ne pas oublier que la séreuse peut former un véritable mésentère, qui relie l'organe déplacé à la paroi abdominale, et que, dans cette circonstance, on ne peut l'aborder qu'après avoir écarté les feuillets de ce repli. C'est là, d'ailleurs, une manœuvre qui ne présente aucune difficulté. Lorsqu'on a ainsi attiré le rein dans sa position normale, il ne reste plus qu'à placer les sutures ; celles-ci doivent comprendre la membrane propre avec sa capsule adipeuse, et la relier aux bords de la plaie (Semaine médicale, 7 juin 1883.)

Dans une discussion récente, au XI⁰ congrès des chirurgiens allemands (1), Hahn pouvait présenter deux malades qu'il avait ainsi délivrées de toutes leurs douleurs. Il avait opéré en outre une autre femme, atteinte d'une ectopie rénale double, toujours avec le même succès. Landau de Berlin, auteur d'un mémoire important sur les reins mobiles (2), fut d'avis que la tentative de Hahn était inefficace et dangereuse. Il objectait que, les reins n'étant pas fixés à leur place normale, les vaisseaux étaient tendus et il attribuait à cette circonstance un double danger de

---

(1) *Berliner klin. woch*, 31 juillet 1882.
(2) Landau, *Privat docent*, Dr Leopold, *Die Wanderniere der Franen*, 1881.

troubles circulatoires dans la veine rénale, et de troubles dans l'excrétion de l'urine. Sur les femmes, la grossesse, le prolapsus ou la rétroflexion de l'utérus seraient capables, après une semblable opération, de comprimer l'uretère à la façon d'un tuyau de gomme élastique, et d'amener une hydronéphrose. Pour ces motifs, il condamnait l'intervention opératoire. Hahn, sans méconnaître la valeur de ces objections, répondit avec raison que le succès avait démontré l'utilité de sa méthode. Déjà, du reste, Küster, Esmarch et Delhaes ont pratiqué chacun une fois la fixation du rein mobile avec succès.

Enfin tout récemment Prati (1) et Bassini (2) ont obtenu par ce moyen de nouvelles guérisons très remarquables.

En résumé, on voit donc que les chirurgiens ont recouru à deux espèces d'intervention très différentes l'une de l'autre, l'extirpation et la fixation.

Les développements qui précèdent montrent déjà combien la seconde est supérieure à la première, puisqu'elle conserve au sujet un organe presque toujours sain et laisse intacte la fonction urinaire. En outre, l'expérience a prouvé qu'elle faisait courir de moins graves dangers, puisqu'il n'y a jamais eu de cas de mort, ni d'insuccès. Est-ce à dire cependant que la néphrectomie doive être absolument rejetée ? Assurément non ; mais chacune de ces opérations doit être soumise à des indications précises.

Dans les deux cas de Martin rapportés par Keppler, le rein était parfaitement sain. Ses dimensions étaient normales, sa surface régulière et lisse et son tissu ne présentait, ni à l'œil nu ni au microscope, aucune altération. Dans des cas semblables, nous n'hésitons pas à condamner une intervention aussi radicale que la néphrectomie. C'est d'ailleurs l'opinion défendue par les plus autorisés parmi les chirurgiens français. Tout récemment M. Ollier (3) déclarait que le rein flottant ne saurait

---

(1) Un cas de rein flottant fixé par une opération sanglante, par Prati (Broch. Milan, 1882).
(2) *Idem*, par Bassini (*Ann. univ. di med. e chir.*, sept. 1882).
(3) Association [française pour l'avancement des sciences. Session de Rouen 1883.] *Bulletins de l'Académie de médecine*, 11 septembre 1883.

être par lui-même une cause d'extirpation de cet organe. A la rigueur, il admet que tel cas peut se présenter où la néphrectomie sera indiquée, le rein étant malade. Mais il ajoute qu'il n'a jamais vu de reins flottants déterminer des symptômes rendant la vie insupportable et contre lesquels les bandages et les ceintures étaient impuissants. Cela montre combien les idées de Keppler sont exagérées. Il n'est cependant pas douteux qu'il se rencontre parfois des malades qui à l'occasion d'un rein déplacé et presque sain pourtant éprouvent des douleurs intolérables, continues et que rien ne peut soulager. Dans ces cas, nous recommandons vivement la fixation du rein par la méthode de Hahn.

Mais quand le rein est profondément altéré, quand il est le siège d'un sarcome ou d'un encéphaloïde et même d'une hydronéphrose ou d'une pyelo-néphrite suppurée, calculeuse ou non, comme l'organe ne sert plus guère à la fonction, et que sa présence est au contraire une menace pour l'organisme, mieux vaut en faire le sacrifice et recourir à la *néphrectomie.*

Alors il restera encore à *fixer le choix du procédé opératoire.* On sait que cette opération a été pratiquée par la *voie lombaire* et par la *voie abdominale.* La première permet d'arriver sur le rein sans ouvrir le péritoine, et paraît ainsi exposer le patient à moins de danger. C'est, en effet, ce que semble prouver la statistique : Sur 46 cas de néphrectomie pour causes diverses, par la voie abdominale, il y a eu 23 morts; sur 50 par la voie lombaire, il n'y en a eu que 21. Mais la voie lombaire est beaucoup moins large, de telle sorte que certains chirurgiens, à l'exemple de Czerny ont dû, pour achever l'opération, pratiquer la résection de la 12ᵉ et même de la 11ᵉ côte. On court ainsi grand risque d'ouvrir la plèvre. Aussi, dans les cas où la néphrectomie pour rein flottant nous semble indiquée, c'est-à-dire, lorsque l'organe à enlever a augmenté de volume dans des proportions plus ou moins considérables, la voie abdominale, en offrant une large voie, permet l'issue facile de l'organe, quel que soit son volume; elle permet en outre d'aller vite et de pratiquer avec plus de soin et de sécurité la ligature du pédicule vasculaire. Ainsi se trouve largement compensé l'inconvénient qui résulte de l'ouverture du péritoine.

En terminant, nous croyons pouvoir résumer ainsi les indications thérapeutiques de l'ectopie rénale :

1° *Peu ou point de signes fonctionnels.* — Traitement presque nul. Précautions hygiéniques.

2° *Crises douloureuses.* — Repos dans la position horizontale, surtout au moment des règles. Médication calmante.

3° *Phénomènes inflammatoires.* — Bains. Cataplasmes. Vésicatoires.

4° *Douleurs continues.* — Même prescription. En outre, bandage ou ceinture. Patienter autant que possible jusqu'à la ménopause.

5° Enfin, les *phénomènes généraux sont inquiétants, la santé est profondément atteinte,* il convient de recourir à une opération :

Si le rein est, ou paraît à peu près sain, pratiquer la fixation suivant la méthode de Hahn ;

S'il est atteint de lésions graves, sarcome, encéphaloïde, hydronéphrose, pyélo-néphrite suppurée, on sera autorisé à pratiquer, de préférence par la voie abdominale, l'opération si radicale de la néphrectomie.

Paris.— Typ. A. PARENT, A. DAVY, succ., imp. de la Faculté de médecine
52, rue Madame et rue M.-le-Prince, 14.

LIBRAIRIE J.-B. BAILLIÈRE ET FILS

ARNOULD. Nouveaux éléments d'hygiène, par Jules ARNOULD, professeur d'hygiène à la Faculté de médecine de Lille, 1882. 1 vol. in-8 de 1360 pages, avec 284 figures, cartonné.   20 fr.

CHARPENTIER. Traité pratique des accouchements, par A. CHARPENTIER, professeur agrégé à la Faculté de médecine de Paris. Ouvrage complet, 1883, 2 vol. grand in-8, avec 752 figures et une planche chromolithographiée.   30 fr.

DENUCÉ. Traité clinique de l'inversion utérine, par P. DENUCÉ, doyen et professeur à la Faculté de médecine de Bordeaux, 1883, 1 vol. in-8, 645 pages, avec 103 figures.   12 fr.

Encyclopédie internationale de chirurgie, publiée sous la direction du docteur John Ashhurst et illustrée de figures intercalées dans le texte. Ouvrage précédé d'une introduction, par L. GOSSELIN. 6 volumes grand in-8 de chacun 800 pages à deux colonnes, avec environ 2,000 figures.
En vente tome 1, *Pathologie chirurgicale générale, maladies chirurgicales infectieuses et virulentes*, 800 pages, avec 100 figures. — Tome II, *Chirurgie générale, maladies chirurgicales communes aux divers tissus organiques*, 800 pages, avec 650 figures. — Tome III, *Maladies chirurgicales de la peau, du tissu cellulaire, des bourses séreuses, des muscles, des tendons, des lymphatiques, des vaisseaux sanguins et des nerfs*. 1 vol. in-8 de 800 pages et de 500 figures. Prix de chaque volume   17 fr. 50
—Sous presse, tome IV, *Maladies chirurgicales des os, des articulations*, etc. — Tomes V et VI, *Maladies des régions*.

GAUTIER (A.). Le cuivre et le plomb dans l'alimentation et l'industrie, au point de vue de l'hygiène. 1883, 1 vol. in-18 jésus, 310 pages.   3 fr. 50

HOLMES. Thérapeutique des maladies chirurgicales des enfants, par T. HOLMES, chirurgien de l'hôpital des Enfants-Malades, chirurgien de Saint-George's Hospital. 1 vol. in-8 de 917 pages, avec 330 figures.   15 fr.

KUSS et DUVAL. Cours de physiologie, d'après l'enseignement du professeur KUSS, publié par MATHIAS DUVAL, professeur agrégé de la Faculté de médecine de Paris. *Cinquième édition*. Paris, 1883, 1 vol in-18 jésus, VIII-684 p., avec 201 figures., cartonné.   8 fr.

MAURIAC (Ch.). Leçons sur les maladies vénériennes, professées à l'hôpital du Midi. 1883, 1 vol. in-8, 1072 pages.   18 fr.

PENARD. Guide pratique de l'accoucheur et de la sage-femme, par le Dr Lucien PENARD, professeur à l'Ecole de médecine de Rochefort. *Sixième édition*, 1 vol. in-18, VIII-698 pages, avec 180 figures, cart.   6 fr.

PETER. Traité clinique et pratique des maladies du cœur, par Michel PETER, professeur à la Faculté de médecine. 1 vol. in-8 de 800 pages, avec 3 planches coloriées et 150 figures.   18 fr.

SAINT-GERMAIN. Chirurgie orthopédique, thérapeutique des difformités congénitales ou acquises. Leçons cliniques professées à l'hôpital des Enfants-Malades, par le docteur L. A. de SAINT-GERMAIN, chirurgien à l'hôpital des Enfants-Malades, recueillies et publiées par le docteur Pierre J. Mercier. 1 vol. in-8 de VIII-551 pages, avec 129 figures.   9 fr.

Paris. — A. PARENT, A. DAVY, successeur, imprimeur de la Faculté de médecine, 52, rue Madame, et rue Monsieur-le-Prince, 14.

9 782019 975180